blood sugar DIARY

THIS BOOK BELONGS TO:

_____

IN CASE OF
Emergency

NAME:

PHONE:

ADDRESS:

EMERGENCY CONTACT:

DOCTOR:

PHARMACY:

EYE CLINIC:

DENTIST:

Notes:

Week Of _____

		BEFORE	AFTER	NOTE
M	B			
	L			
	D			
	BED			
T	B			
	L			
	D			
	BED			
W	B			
	L			
	D			
	BED			
T	B			
	L			
	D			
	BED			
F	B			
	L			
	D			
	BED			
S	B			
	L			
	D			
	BED			
S	B			
	L			
	D			
	BED			

Week Of _____

		BEFORE	AFTER	NOTE
M	B			
	L			
	D			
	BED			
T	B			
	L			
	D			
	BED			
W	B			
	L			
	D			
	BED			
T	B			
	L			
	D			
	BED			
F	B			
	L			
	D			
	BED			
S	B			
	L			
	D			
	BED			
S	B			
	L			
	D			
	BED			

Week Of _____

		BEFORE	AFTER	NOTE
M	B			
	L			
	D			
	BED			
T	B			
	L			
	D			
	BED			
W	B			
	L			
	D			
	BED			
T	B			
	L			
	D			
	BED			
F	B			
	L			
	D			
	BED			
S	B			
	L			
	D			
	BED			
S	B			
	L			
	D			
	BED			

Week Of _____

		BEFORE	AFTER	NOTE
M	B			
	L			
	D			
	BED			
T	B			
	L			
	D			
	BED			
W	B			
	L			
	D			
	BED			
T	B			
	L			
	D			
	BED			
F	B			
	L			
	D			
	BED			
S	B			
	L			
	D			
	BED			
S	B			
	L			
	D			
	BED			

Week Of _____

		BEFORE	AFTER	NOTE
m	B			
	L			
	D			
	BED			
T	B			
	L			
	D			
	BED			
W	B			
	L			
	D			
	BED			
T	B			
	L			
	D			
	BED			
F	B			
	L			
	D			
	BED			
S	B			
	L			
	D			
	BED			
S	B			
	L			
	D			
	BED			

Week Of _____

		BEFORE	AFTER	NOTE
M	B			
	L			
	D			
	BED			
T	B			
	L			
	D			
	BED			
W	B			
	L			
	D			
	BED			
T	B			
	L			
	D			
	BED			
F	B			
	L			
	D			
	BED			
S	B			
	L			
	D			
	BED			
S	B			
	L			
	D			
	BED			

Week Of _____

		BEFORE	AFTER	NOTE
M	B			
	L			
	D			
	BED			
T	B			
	L			
	D			
	BED			
W	B			
	L			
	D			
	BED			
T	B			
	L			
	D			
	BED			
F	B			
	L			
	D			
	BED			
S	B			
	L			
	D			
	BED			
S	B			
	L			
	D			
	BED			

Week Of _____

		BEFORE	AFTER	NOTE
M	B			
	L			
	D			
	BED			
T	B			
	L			
	D			
	BED			
W	B			
	L			
	D			
	BED			
T	B			
	L			
	D			
	BED			
F	B			
	L			
	D			
	BED			
S	B			
	L			
	D			
	BED			
S	B			
	L			
	D			
	BED			

Week Of _____

		BEFORE	AFTER	NOTE
M	B			
	L			
	D			
	BED			
T	B			
	L			
	D			
	BED			
W	B			
	L			
	D			
	BED			
T	B			
	L			
	D			
	BED			
F	B			
	L			
	D			
	BED			
S	B			
	L			
	D			
	BED			
S	B			
	L			
	D			
	BED			

Week Of _____

	BEFORE	AFTER	NOTE
M B			
L			
D			
BED			
T B			
L			
D			
BED			
W B			
L			
D			
BED			
T B			
L			
D			
BED			
F B			
L			
D			
BED			
S B			
L			
D			
BED			
S B			
L			
D			
BED			

Week Of _____

		BEFORE	AFTER	NOTE
M	B			
	L			
	D			
	BED			
T	B			
	L			
	D			
	BED			
W	B			
	L			
	D			
	BED			
T	B			
	L			
	D			
	BED			
F	B			
	L			
	D			
	BED			
S	B			
	L			
	D			
	BED			
S	B			
	L			
	D			
	BED			

Week Of _____

		BEFORE	AFTER	NOTE
M	B			
	L			
	D			
	BED			
T	B			
	L			
	D			
	BED			
W	B			
	L			
	D			
	BED			
T	B			
	L			
	D			
	BED			
F	B			
	L			
	D			
	BED			
S	B			
	L			
	D			
	BED			
S	B			
	L			
	D			
	BED			

Week Of _____

		BEFORE	AFTER	NOTE
M	B			
	L			
	D			
	BED			
T	B			
	L			
	D			
	BED			
W	B			
	L			
	D			
	BED			
T	B			
	L			
	D			
	BED			
F	B			
	L			
	D			
	BED			
S	B			
	L			
	D			
	BED			
S	B			
	L			
	D			
	BED			

Week Of _____

		BEFORE	AFTER	NOTE
M	B			
	L			
	D			
	BED			
T	B			
	L			
	D			
	BED			
W	B			
	L			
	D			
	BED			
T	B			
	L			
	D			
	BED			
F	B			
	L			
	D			
	BED			
S	B			
	L			
	D			
	BED			
S	B			
	L			
	D			
	BED			

Week Of _____

		BEFORE	AFTER	NOTE
M	B			
	L			
	D			
	BED			
T	B			
	L			
	D			
	BED			
W	B			
	L			
	D			
	BED			
T	B			
	L			
	D			
	BED			
F	B			
	L			
	D			
	BED			
S	B			
	L			
	D			
	BED			
S	B			
	L			
	D			
	BED			

Week Of _____

		BEFORE	AFTER	NOTE
M	B			
	L			
	D			
	BED			
T	B			
	L			
	D			
	BED			
W	B			
	L			
	D			
	BED			
T	B			
	L			
	D			
	BED			
F	B			
	L			
	D			
	BED			
S	B			
	L			
	D			
	BED			
S	B			
	L			
	D			
	BED			

Week Of _____

		BEFORE	AFTER	NOTE
M	B			
	L			
	D			
	BED			
T	B			
	L			
	D			
	BED			
W	B			
	L			
	D			
	BED			
T	B			
	L			
	D			
	BED			
F	B			
	L			
	D			
	BED			
S	B			
	L			
	D			
	BED			
S	B			
	L			
	D			
	BED			

Week Of _____

		BEFORE	AFTER	NOTE
M	B			
	L			
	D			
	BED			
T	B			
	L			
	D			
	BED			
W	B			
	L			
	D			
	BED			
T	B			
	L			
	D			
	BED			
F	B			
	L			
	D			
	BED			
S	B			
	L			
	D			
	BED			
S	B			
	L			
	D			
	BED			

Week Of _____

		BEFORE	AFTER	NOTE
M	B			
	L			
	D			
	BED			
T	B			
	L			
	D			
	BED			
W	B			
	L			
	D			
	BED			
T	B			
	L			
	D			
	BED			
F	B			
	L			
	D			
	BED			
S	B			
	L			
	D			
	BED			
S	B			
	L			
	D			
	BED			

Week Of _____

		BEFORE	AFTER	NOTE
M	B			
	L			
	D			
	BED			
T	B			
	L			
	D			
	BED			
W	B			
	L			
	D			
	BED			
T	B			
	L			
	D			
	BED			
F	B			
	L			
	D			
	BED			
S	B			
	L			
	D			
	BED			
S	B			
	L			
	D			
	BED			

Week Of _____

		BEFORE	AFTER	NOTE
M	B			
	L			
	D			
	BED			
T	B			
	L			
	D			
	BED			
W	B			
	L			
	D			
	BED			
T	B			
	L			
	D			
	BED			
F	B			
	L			
	D			
	BED			
S	B			
	L			
	D			
	BED			
S	B			
	L			
	D			
	BED			

Week Of _____

		BEFORE	AFTER	NOTE
M	B			
	L			
	D			
	BED			
T	B			
	L			
	D			
	BED			
W	B			
	L			
	D			
	BED			
T	B			
	L			
	D			
	BED			
F	B			
	L			
	D			
	BED			
S	B			
	L			
	D			
	BED			
S	B			
	L			
	D			
	BED			

Week Of _____

		BEFORE	AFTER	NOTE
M	B			
	L			
	D			
	BED			
T	B			
	L			
	D			
	BED			
W	B			
	L			
	D			
	BED			
T	B			
	L			
	D			
	BED			
F	B			
	L			
	D			
	BED			
S	B			
	L			
	D			
	BED			
S	B			
	L			
	D			
	BED			

Week Of _____

	BEFORE	AFTER	NOTE
M B			
L			
D			
BED			
T B			
L			
D			
BED			
W B			
L			
D			
BED			
T B			
L			
D			
BED			
F B			
L			
D			
BED			
S B			
L			
D			
BED			
S B			
L			
D			
BED			

Week Of _____

		BEFORE	AFTER	NOTE
M	B			
	L			
	D			
	BED			
T	B			
	L			
	D			
	BED			
W	B			
	L			
	D			
	BED			
T	B			
	L			
	D			
	BED			
F	B			
	L			
	D			
	BED			
S	B			
	L			
	D			
	BED			
S	B			
	L			
	D			
	BED			

Week Of _____

		BEFORE	AFTER	NOTE
M	B			
	L			
	D			
	BED			
T	B			
	L			
	D			
	BED			
W	B			
	L			
	D			
	BED			
T	B			
	L			
	D			
	BED			
F	B			
	L			
	D			
	BED			
S	B			
	L			
	D			
	BED			
S	B			
	L			
	D			
	BED			

Week Of _____

		BEFORE	AFTER	NOTE
M	B			
	L			
	D			
	BED			
T	B			
	L			
	D			
	BED			
W	B			
	L			
	D			
	BED			
T	B			
	L			
	D			
	BED			
F	B			
	L			
	D			
	BED			
S	B			
	L			
	D			
	BED			
S	B			
	L			
	D			
	BED			

Week Of _____

		BEFORE	AFTER	NOTE
M	B			
	L			
	D			
	BED			
T	B			
	L			
	D			
	BED			
W	B			
	L			
	D			
	BED			
T	B			
	L			
	D			
	BED			
F	B			
	L			
	D			
	BED			
S	B			
	L			
	D			
	BED			
S	B			
	L			
	D			
	BED			

Week Of _____

		BEFORE	AFTER	NOTE
M	B			
	L			
	D			
	BED			
T	B			
	L			
	D			
	BED			
W	B			
	L			
	D			
	BED			
T	B			
	L			
	D			
	BED			
F	B			
	L			
	D			
	BED			
S	B			
	L			
	D			
	BED			
S	B			
	L			
	D			
	BED			

Week Of _____

		BEFORE	AFTER	NOTE
M	B			
	L			
	D			
	BED			
T	B			
	L			
	D			
	BED			
W	B			
	L			
	D			
	BED			
T	B			
	L			
	D			
	BED			
F	B			
	L			
	D			
	BED			
S	B			
	L			
	D			
	BED			
S	B			
	L			
	D			
	BED			

Week Of _____

		BEFORE	AFTER	NOTE
M	B			
	L			
	D			
	BED			
T	B			
	L			
	D			
	BED			
W	B			
	L			
	D			
	BED			
T	B			
	L			
	D			
	BED			
F	B			
	L			
	D			
	BED			
S	B			
	L			
	D			
	BED			
S	B			
	L			
	D			
	BED			

Week Of _____

		BEFORE	AFTER	NOTE
M	B			
	L			
	D			
	BED			
T	B			
	L			
	D			
	BED			
W	B			
	L			
	D			
	BED			
T	B			
	L			
	D			
	BED			
F	B			
	L			
	D			
	BED			
S	B			
	L			
	D			
	BED			
S	B			
	L			
	D			
	BED			

Week Of _____

		BEFORE	AFTER	NOTE
M	B			
	L			
	D			
	BED			
T	B			
	L			
	D			
	BED			
W	B			
	L			
	D			
	BED			
T	B			
	L			
	D			
	BED			
F	B			
	L			
	D			
	BED			
S	B			
	L			
	D			
	BED			
S	B			
	L			
	D			
	BED			

Week Of _____

	BEFORE	AFTER	NOTE
M B			
L			
D			
BED			
T B			
L			
D			
BED			
W B			
L			
D			
BED			
T B			
L			
D			
BED			
F B			
L			
D			
BED			
S B			
L			
D			
BED			
S B			
L			
D			
BED			

Week Of _____

		BEFORE	AFTER	NOTE
M	B			
	L			
	D			
	BED			
T	B			
	L			
	D			
	BED			
W	B			
	L			
	D			
	BED			
T	B			
	L			
	D			
	BED			
F	B			
	L			
	D			
	BED			
S	B			
	L			
	D			
	BED			
S	B			
	L			
	D			
	BED			

Week Of _____

		BEFORE	AFTER	NOTE
M	B			
	L			
	D			
	BED			
T	B			
	L			
	D			
	BED			
W	B			
	L			
	D			
	BED			
T	B			
	L			
	D			
	BED			
F	B			
	L			
	D			
	BED			
S	B			
	L			
	D			
	BED			
S	B			
	L			
	D			
	BED			

Week Of _____

		BEFORE	AFTER	NOTE
M	B			
	L			
	D			
	BED			
T	B			
	L			
	D			
	BED			
W	B			
	L			
	D			
	BED			
T	B			
	L			
	D			
	BED			
F	B			
	L			
	D			
	BED			
S	B			
	L			
	D			
	BED			
S	B			
	L			
	D			
	BED			

Week Of _____

		BEFORE	AFTER	NOTE
M	B			
	L			
	D			
	BED			
T	B			
	L			
	D			
	BED			
W	B			
	L			
	D			
	BED			
T	B			
	L			
	D			
	BED			
F	B			
	L			
	D			
	BED			
S	B			
	L			
	D			
	BED			
S	B			
	L			
	D			
	BED			

Week Of _____

		BEFORE	AFTER	NOTE
M	B			
	L			
	D			
	BED			
T	B			
	L			
	D			
	BED			
W	B			
	L			
	D			
	BED			
T	B			
	L			
	D			
	BED			
F	B			
	L			
	D			
	BED			
S	B			
	L			
	D			
	BED			
S	B			
	L			
	D			
	BED			

Week Of _____

	BEFORE	AFTER	NOTE
M B			
L			
D			
BED			
T B			
L			
D			
BED			
W B			
L			
D			
BED			
T B			
L			
D			
BED			
F B			
L			
D			
BED			
S B			
L			
D			
BED			
S B			
L			
D			
BED			

Week Of _____

		BEFORE	AFTER	NOTE
M	B			
	L			
	D			
	BED			
T	B			
	L			
	D			
	BED			
W	B			
	L			
	D			
	BED			
T	B			
	L			
	D			
	BED			
F	B			
	L			
	D			
	BED			
S	B			
	L			
	D			
	BED			
S	B			
	L			
	D			
	BED			

Week Of _____

		BEFORE	AFTER	NOTE
M	B			
	L			
	D			
	BED			
T	B			
	L			
	D			
	BED			
W	B			
	L			
	D			
	BED			
T	B			
	L			
	D			
	BED			
F	B			
	L			
	D			
	BED			
S	B			
	L			
	D			
	BED			
S	B			
	L			
	D			
	BED			

Week Of _____

		BEFORE	AFTER	NOTE
m	B			
	L			
	D			
	BED			
T	B			
	L			
	D			
	BED			
W	B			
	L			
	D			
	BED			
T	B			
	L			
	D			
	BED			
F	B			
	L			
	D			
	BED			
S	B			
	L			
	D			
	BED			
S	B			
	L			
	D			
	BED			

Week Of _____

		BEFORE	AFTER	NOTE
M	B			
	L			
	D			
	BED			
T	B			
	L			
	D			
	BED			
W	B			
	L			
	D			
	BED			
T	B			
	L			
	D			
	BED			
F	B			
	L			
	D			
	BED			
S	B			
	L			
	D			
	BED			
S	B			
	L			
	D			
	BED			

Week Of _____

		BEFORE	AFTER	NOTE
M	B			
	L			
	D			
	BED			
T	B			
	L			
	D			
	BED			
W	B			
	L			
	D			
	BED			
T	B			
	L			
	D			
	BED			
F	B			
	L			
	D			
	BED			
S	B			
	L			
	D			
	BED			
S	B			
	L			
	D			
	BED			

Week Of _____

		BEFORE	AFTER	NOTE
M	B			
	L			
	D			
	BED			
T	B			
	L			
	D			
	BED			
W	B			
	L			
	D			
	BED			
T	B			
	L			
	D			
	BED			
F	B			
	L			
	D			
	BED			
S	B			
	L			
	D			
	BED			
S	B			
	L			
	D			
	BED			

Week Of _____

		BEFORE	AFTER	NOTE
M	B			
	L			
	D			
	BED			
T	B			
	L			
	D			
	BED			
W	B			
	L			
	D			
	BED			
T	B			
	L			
	D			
	BED			
F	B			
	L			
	D			
	BED			
S	B			
	L			
	D			
	BED			
S	B			
	L			
	D			
	BED			

Week Of _____

	BEFORE	AFTER	NOTE
M B			
L			
D			
BED			
T B			
L			
D			
BED			
W B			
L			
D			
BED			
T B			
L			
D			
BED			
F B			
L			
D			
BED			
S B			
L			
D			
BED			
S B			
L			
D			
BED			

Week Of _____

		BEFORE	AFTER	NOTE
M	B			
	L			
	D			
	BED			
T	B			
	L			
	D			
	BED			
W	B			
	L			
	D			
	BED			
T	B			
	L			
	D			
	BED			
F	B			
	L			
	D			
	BED			
S	B			
	L			
	D			
	BED			
S	B			
	L			
	D			
	BED			

Week Of _____

		BEFORE	AFTER	NOTE
M	B			
	L			
	D			
	BED			
T	B			
	L			
	D			
	BED			
W	B			
	L			
	D			
	BED			
T	B			
	L			
	D			
	BED			
F	B			
	L			
	D			
	BED			
S	B			
	L			
	D			
	BED			
S	B			
	L			
	D			
	BED			

Week Of _____

		BEFORE	AFTER	NOTE
M	B			
	L			
	D			
	BED			
T	B			
	L			
	D			
	BED			
W	B			
	L			
	D			
	BED			
T	B			
	L			
	D			
	BED			
F	B			
	L			
	D			
	BED			
S	B			
	L			
	D			
	BED			
S	B			
	L			
	D			
	BED			

Week Of _____

		BEFORE	AFTER	NOTE
M	B			
	L			
	D			
	BED			
T	B			
	L			
	D			
	BED			
W	B			
	L			
	D			
	BED			
T	B			
	L			
	D			
	BED			
F	B			
	L			
	D			
	BED			
S	B			
	L			
	D			
	BED			
S	B			
	L			
	D			
	BED			

Notes

Made in the USA
Moncc, IL
25 November 2024

71179600R00036